はじめに

は、『からだの元気大作戦！』に。

の元気大作戦！』というこの本を開いたみなさんは、

いまより元気になりたい」と思っている人ですよね。

は、「元気」に興味があったり、「元気」にしたい人がい

人ですよね。

みなさんに、聞いてみたいことがあります。

のためには、どんな生活が必要ですか？

、寝るのは早い方がいいですか？　それとも、遅い方が

か？　もちろん、早い方が遅いよりもいいですよね。

、起きるのは？　これも、早い方がいいですよね。

もう１つ。朝ごはんは、食べるのと食べないのではどち

ですか？　もちろん、食べる方がいいですよね。

う、お母さんも、お父さんも、学校の先生も、「早寝・早

朝ごはん」ということを呪文のように唱えるんですよね。

り、みなさんは「元気」のために、「早寝・早起き・朝ご

が大事なことは知っているわけです。

では、さらに聞いてみたいと思います。そのように大事な

自分で考え　自分で決め
からだ・食事・睡眠シ

から
元
大作

野井真

芽ばえ社

ようこそ

『からた

きっと「い

あるい

たりする

そんな

「元気」

例えは

いいです

じゃあ

では、

らがい

だか

起き・

つ。

はん」

それ

「早寝・早起き・朝ごはん」の生活を、自信を持って送っているといえますか？

例えば、早寝ができているといえますか？

早起きはどうですか？

さらに、朝ごはんはモリモリ食べていますか？

きっと、胸を張って「早寝」も、「早起き」も、「朝ごはん」もしっかりできていると答える人は、少ないんじゃないかと思います。だって、日本の子どもたちは、世界で一番寝ていないといわれているからです。

でも実は……。世界で一番寝ていないおとなも、日本人といわれているんです。

つまり、みなさんに向かって、「早く寝なさい」、「早く起きなさい」といっているお母さんやお父さん、さらには、学校の先生たちも、多くの問題をかかえているんです。

このように考えてくると、私たち日本人は、元気のために「早寝・早起き・朝ごはん」が大事なことは知っているけれど、それができていないということもわかります。

このようなことから、最近は小学校や中学校に出かけていって、直接、子どもたちに私が考える「からだの元気大作戦」の話を

させていただく機会がずいぶん増えました。

　そのような機会に私が話すのは、日本の子どもたちの生活実態のこと（第1部・第1章）だったり、健康生活の知られざる効果のことだったり（同・第2章）、元気の源になる大切な物質の出し方のことだったり（同・第3章）、快眠生活のためのオススメ実践のことだったり（同・第4章）します。そしてそのときに、みなさんのような小学生や中学生が質問してくれるのは、第2部のようなことだったりします。つまり本書は、それらの講演でいつも私がお伝えしていることをまとめたものというわけです。

　この本を読めば、「早寝・早起き・朝ごはん」をがんばらなくても、「元気」になっちゃうと思います。どうぞ、楽しみながら読んでみてください。

　また、「元気」が問題なのは、みなさんのような子どもだけではありません。さきほど紹介したように、おとなも同じです。どうぞ、この本で知った情報を、周りのおとなたちにも伝えてあげてくださればと思います。

　では、さっそく「からだの元気大作戦」について考えていきましょう。

はじめに　2

もくじ

第1部　からだ博士が伝える
「元気のためのオススメ生活」9

第1章　理想の生活と現実の生活……10

1　健康生活は、夢や希望を叶えるための「はじめの一歩」　10

2　わかっちゃいるけど、現実は……　12

3　日本の子どもの生活は「魔のループ」に陥っている　18

4　できそうなことを探して、それをやってみよう！　23

5　自分を知ろう！　24

6　記憶の問題に挑戦してみよう！　25

7　あらゆるパフォーマンス（行動）の根底には
　生活があります　33

第2章　健康生活の知られざる効果……35

1　夜食を食べないで寝ていますか？　35

2　しっかり動いていますか？　37

3　やさしい人、かっこいい人の探し方　40

4　やさしさのもと「セロト忍」　41

5　よい姿勢のもと「セロト忍」　42

6 かっこよさ、かわいさのもと「セロト忍」 43

7 元気のもと「セロト忍」 44

第3章 元気のもと「セロト忍」の分泌……45

1 「セロト忍」分泌の秘訣【その1】歩く（動く） 45

2 歩く（動く）ことで、ケンカを回避 46

3 「セロト忍」分泌の秘訣【その2】深呼吸 48

4 深呼吸で、緊張緩和 49

5 「セロト忍」分泌の秘訣【その3】太陽 50

6 やさしくて、かっこいいパートナーを
科学的に探そう！ 52

第4章 快眠生活のためのオススメ実践法……53

1 メラト忍のもと「セロト忍」 53

2 眠りのもと「メラト忍」 54

3 忍法「セロト忍→メラト忍」 56

4 カーテンを開けて寝ていますか？ 58

5 気合いを入れて寝ていますか？ 59

6 毎日の生活とセロト忍、メラト忍 62

7 この本を読んで、あしたからの生活は…… 63

第2部　からだ博士が答える「からだ・生活の疑問」 71

Q1 小学生・中学生は、何時間くらい寝ればいいんですか？
……72

Q2 同じ9時間睡眠ならば、夜に寝ても、昼に寝ても、同じなんですか？……74

Q3 眠りのもとメラト忍が、元気のもとセロト忍からできているのはわかったのですが、じゃあ、そのセロト忍は、何からできているんですか？……76

Q4 食事を原料にして、元気のもとセロト忍ができていることはわかりました。また、そのセロト忍が眠りのもとメラト忍に変身（生合成）することもわかりました。じゃあ、そのメラト忍は何になるんですか？　まさか、消えてなくなっちゃうんですか？……78

Q5 元気のもとセロト忍を増やすためには、運動、深呼吸だけでなく、太陽も大切ということですが、雨やくもりの日は電気を浴びればいいんですか？……79

Q6 眠りのもとメラト忍の分泌には、暗やみが大切ということですが、豆電球をつけて寝るのもよくないんですか？……80

Q7 塾や習いごとで、ほぼ毎日、寝るのが遅くなってしまいます。受験もあるし、どうしたらいいですか？……82

Q8 スポーツクラブの練習で、ほぼ毎日、寝るのが遅くなってしまいます。もっとうまくなりたいし、どうしたらいいですか？……85

Q9 夜遅くまでテレビゲームやスマホに夢中になることはさけた方がいいということですが、いつやればいいですか？……87

Q10 朝ごはんも、しっかり食べるようにしています。睡眠時間も、毎日９時間は寝るようにしています。いつも同じ時間に寝て、同じ時間に起きるようにもしています。おまけに、運動部に所属しているので、朝も、放課後も、ちゃんと太陽を感じながら運動もしています。でも、どうしても疲れがとれません。どうしてですか？……89

あとがき　92

イラスト／フローラル信子
デザイン・DTP／渡辺美知子デザイン室

第1部

からだ博士が
伝える

「元気のためのオススメ生活」

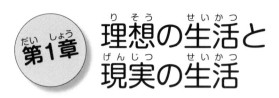

第1章 理想の生活と現実の生活

　第1章では、健康生活がみなさんの夢や希望を叶えるための「はじめの一歩」であること、でも、そのような理想の生活と現実の生活にはギャップがあることについて、データも交えてお伝えしたいと思います。

　また、いまのみなさんがどれくらい「元気」なのかについても、チェックしてみたいと思います。

1　健康生活は、夢や希望を叶えるための「はじめの一歩」

　小学生や中学生のみなさんは、テレビでプロのサッカー選手がかっこいいシュートを決めているのをみれば、「僕も、あんなシュート決めてみたいなぁ」とか、プロ野球選手が大きなホームランを打つのをみれば、「僕も、あんなホームランを打ってみたいなぁ」とか、さらには、最近、テストで100点とっていないから「久しぶりに、100点とりたいなぁ」とか、あげくのはてには、「将来、ノーベル賞をとりたいなぁ」とか、「希望の高校や大学に

入学したい」、「将来、あんな仕事がしてみたい」等々、多くの夢や希望を持っていることと思います。

　かくいう私も、みなさんと同じ小学生や中学生の頃には、たくさんの夢や希望を持っていました。

　でも、そんな夢や希望を叶えるためには、元気なからだが必要です。だって、考えてみてください。

　プロのサッカー選手のようなシュートを決めたいと思っても、思っているだけではできません。そのためには、練習しなければなりません。テストで100点をとるのも同じです。思っているだけでは100点はとれません。そのためには、勉強をしなければなりません。そして、その練習や勉強のためには、元気なからだが必要です。

　じゃあ、そのような元気なからだのためには、何が必要ですか。それは、「はじめに」でみなさんに聞いたし、きっと、みなさんも思いましたよね。そうなんです。「早寝・早起き・朝ごはん」のような健康生活が必要なんです。

　つまり、健康生活は、みなさんの夢や希望を叶えるための「はじめの一歩」といえるわけです。

第1部　からだ博士が伝える「元気のためのオススメ生活」　11

2 わかっちゃいるけど、現実は……

「そんなのわかっているよ」という声も聞こえてきそうですね。確かに、わかっちゃいるけど、できないのが「早寝・早起き・朝ごはん」なんだと思います。その結果、次のような生活をしている人もいるでしょう。

ここでは、小学生バージョンで、その生活をチャートで示しましょう。

●朝、なかなか起きられない……!!
⬇
(そのため) 母さんに、無理やり起こされる……!!
⬇
(無理やり起こされたから) 朝から気分が悪いし、

おもしろくない……!!
⬇
(おまけに) 時間も、食欲もない……!!
⬇
(その結果) 朝食ぬく……!!

あるいは、食べてもパン1枚程度になる……!!
⬇
(そのため) ウンチが出ない……!!
⬇
(そんなみなさんをみていて) 母さん、おこる……!!
⬇

12

（それでも）なんとか、学校に到着……!!
⬇
（とはいえ）元気がなく、やる気もわいてこない……!!
⬇
（そのため）「疲れた〜」「だりぃ〜」

「かったりぃ〜」を連発……!!
⬇
（そればかりか）授業中、居眠り……!!
⬇
（当然）先生、おこる……!!
⬇
（そうなれば）またまた、おもしろくない……!!
⬇
（おもしろくないから）また、居眠り……!!
⬇
（そうこうするうちに給食の時間に）でも、いままで居眠りして

いたし、ボーッとしていたので、

やっぱり食欲がわいてこない……!!
⬇
（けっきょく）給食残す……!!
⬇
（そして）残菜量増える……!!
⬇
（なぜか）食器も割れる……!!
⬇
（当然）栄養士さん、調理師さん、おこる……!!
⬇
（午後の授業も）なんとなくボーッとしたまま終了……!!
⬇

第1部 からだ博士が伝える「元気のためのオススメ生活」 13

（放課後）ようやく、元気が出てきたものの、

　　　今度はテレビゲームにぼっとう……!!

（当然）母さん、おこる……!!

↓

（そしていう）「ちょっとは、外で遊んできなさい……!!」

↓

（「うっせ〜なぁ」と思いつつ）じゃあ、友だちでもさそって、

　　　一緒にゲームでもするか…!!

↓

（そして）ゲームをしつつ、ジュースがぶ飲み……!!

↓

（そのため）お腹いっぱいになって、満腹に……!!

↓

（結果）夕ごはんになっても、食欲わかない……!!

↓

（そして）夕ごはん、残す……!!

↓

（当然）母さん、おこる……!!

↓

（つられて）父さんも、おこる……!!

↓

（さらに）おもしろくなくなる……!!

↓

（部屋に戻っても）イライラして、勉強や宿題

　　　どころじゃない……!!

↓

（じゃあ）テレビでもみるか……!!

↓

（それとも）ゲームでもするか……!!

↓
(いやいや)LINEでもするか……!!
↓
(あげくのはてには)コンビニでも行くか……!!
↓
(そして)テレビやゲームやスマホやコンビニで、明るい光を浴びる……!!
↓
(すると)眠りに必要な物質(ホルモン)の分泌が悪くなる……!!
↓
(そんなタイミングで、母さんが)「いつまで起きてるの!いいかげん寝なさい」
↓
(確かに)「今朝もきつかったし、昨日の朝もきつかったし、もうそろそろ寝ないとまずいよな」と思う……!!
↓
(ところが)フトンに入ってもなかなか眠れない……!!
↓
(かくして)なんとなく、夜更かしをしてしまう……!!
↓
●朝、なかなか起きられない……!! にもどる……!!

第1部 からだ博士が伝える「元気のためのオススメ生活」 15

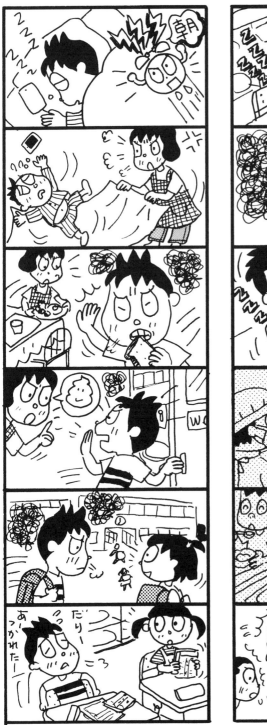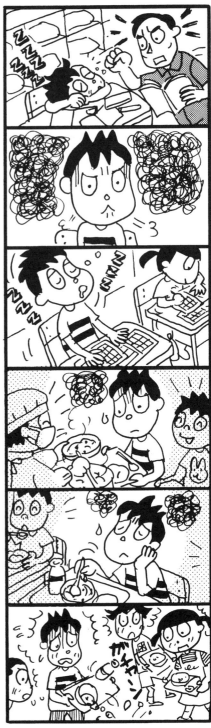

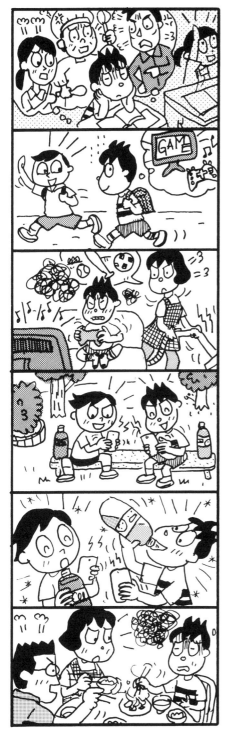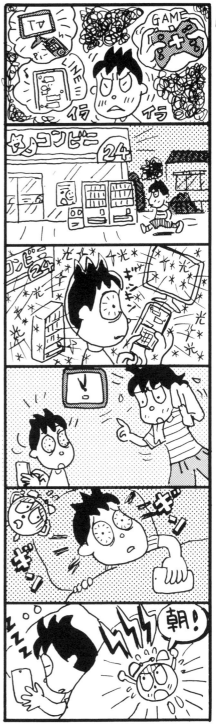

3 日本の子どもの生活は 「魔のループ」に陥っている

　私たちは、中学生バージョンの生活についても、このようなチャートをつくってみました。結果は、示すまでもありません。放課後の時間に「部活の監督、おこる」が増えるくらいのもので、ここに示した小学生のものとだいたい同じチャートができあがってしまったのです。

　いかがでしょうか。「まずい、僕の生活だ」、「まずい、私の生活だ」と思ってしまった人もいるのではないでしょうか。まさに、「魔のループ」です。

　でも、そんな生活をしているのは、あなただけではないんです。日本学校保健会の『平成26年度児童生徒の健康状態サーベイランス事業報告書』によると、寝起きの状況の設問に「少し眠かった」、「眠くてなかなか起きられなかった」と回答した子どもたちは、小学1・2年生ですでに男子60.4％、女子64.5％もいます。そればかりか、高校生に至っては男子83.6％、女子86.1％にも達しているのです（図1）。つまり、みなさんの中に、「朝、なかなか起きられない……!!」人がいても、何も不思議でないのです。

　それだけではありません。朝食についても、ごはんやパンの

「主食のみ」と回答した子どもたちが、男女とも20〜30数％に達しています（図2）。「朝食ぬく……‼　あるいは、食べてもパン1枚程度になる……‼」人がいても、不思議でありません。

　さらにさらに、図3には「テレビやビデオ、DVDをみた時間」と「オンライン以外のゲームをした時間」と「インターネットを利用した時間」を加算して示したものです。もちろん、それらを同時にやっているというケースもあると思いますから、単純にこれらの時間のすべてを、そのようなスクリーンをみつめる「スク

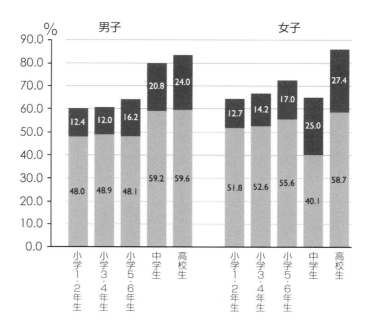

図1　寝起きの状況の設問に「少し眠かった（■）」、「眠くてなかなか起きられなかった（■）」と回答した者の割合
出典：日本学校保健会（2016）平成26年度児童生徒の健康状態サーベイランス事業報告書

第1部　からだ博士が伝える「元気のためのオススメ生活」　19

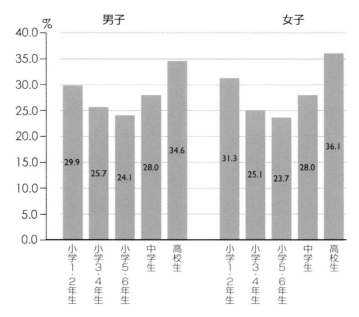

図2　朝食の内容の設問に「主食のみ」と回答した者の割合
出典：日本学校保健会（2016）平成26年度児童生徒の健康状態サーベイランス事業報告書

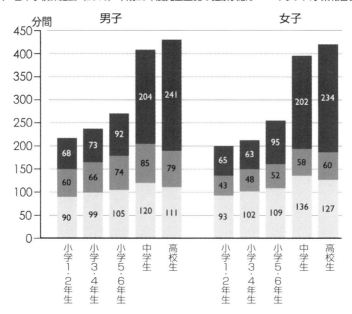

図3　学校以外で過ごした状況の設問に「テレビやビデオ、DVDをみた時間（　）」、「オンライン以外のゲームをした時間（■）」、「インターネットを利用した時間（■）」の合計
出典：日本学校保健会（2016）平成26年度児童生徒の健康状態サーベイランス事業報告書

リーン・タイム」に費やしていたというわけではないと思いますが、それでもやりすぎのように思うのです。「テレビでもみるか……‼」、「ゲームでもするか……‼」、「LINEでもするか……‼」と思う人がいるのも、うなずけるというわけです。

　これらの他にも、図4には排便習慣の設問に「ときどき出ないことがある」や「数日出ないことがある」と回答した子ども、すなわち、「排便が毎日ない」子どもの割合を、図5には寝つきの状況の設問に「なかなか眠れなかった」と回答した子ども

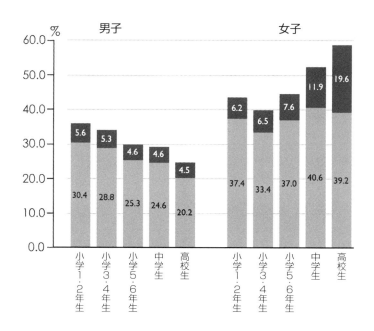

図4　排便の習慣の設問に「ときどき出ないことがある（■）」、「数日出ないことがある（■）」と回答した者の割合
出典：日本学校保健会（2016）平成26年度児童生徒の健康状態サーベイランス事業報告書

第1部　からだ博士が伝える「元気のためのオススメ生活」　21

の割合を示しました。これらの図からも、「ウンチが出ない……!!」人や「フトンに入ってもなかなか眠れない……!!」人がいても、何も不思議ではないことがわかります。

つまり、さきほどみてもらったチャートのような生活を送っているのは、あなただけでないんです。日本では、多くの子どもたちがこのような「魔のループ」ともいえる生活を送っていて、「元気」を出せずに困っているといえるのです。

でも、「みんなと同じだから安心！」ということにはならない

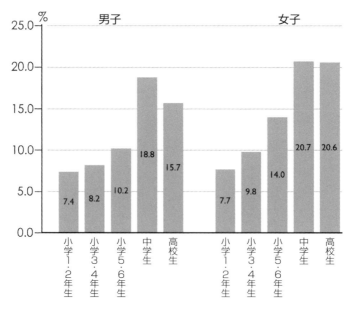

図5　寝つきの状況の設問に「なかなか眠れなかった」と回答した者の割合
出典：日本学校保健会（2016）平成26年度児童生徒の健康状態サーベイランス事業報告書

でしょう。だって、夢や希望を叶えるためには、「元気」が必要なのですから……。

4 できそうなことを探して、それをやってみよう！

　このようなことから、「早寝・早起き・朝ごはん」が叫ばれている昨今です。ただ、繰り返しになりますが、わかっちゃいるけどなかなかできないのが、「早寝」だし、「早起き」だし、「朝ごはん」なんだと思います。

　でも、考えてみてください。さきほどのチャートに示した生活は、どれも関連し合っていると思いませんか？

　だって、いっぱい動いた日は、お腹はどうなりますか？　空きますよね。

　お腹が空いたから、ごはんをいっぱい食べます。

　じゃあ、ごはんをいっぱい食べたら、眠気はどうですか？　そう。眠くなりますよね。つまり、私たちの生活は、どれも関連し合っているといえるわけです。

　ですから、「早寝・早起き・朝ごはん」が大事なことはわかるけど、それらをすべて意識して、何もかもがんばる必要はないのかもしれません。例えば、できそうなことを探してそれをやって

みます。すると、翌日の生活が健康生活になります。その生活が健康的であれば、そのまた翌日の生活も健康生活になります。

　そうなんです。ようは、自分ができそうなことを探して、それを実行してみることの方が、よっぽど大切というわけです。どうぞ、本書にある「元気大作戦」の中から、自分ができそうなことを探してみてください。そして、1つでも、2つでもいいんです。それをやってみることが、夢や希望を叶えるためには大切なのです。

5　自分を知ろう！

　さて、いまのあなたは、どれくらい「元気」ですか？
　ここでは、みなさんの元気をチェックしてみたいと思います。なぜならば、どんな問題でもそうですが、その問題を解決しようと思ったら、問題の状況を知ることが大切だからです。解決しようと思う問題が何なのかわからなければ、その問題を解決することはできないからです。敵を知らなければ、その敵には勝てないというのと似ていますね。それは、「元気」も同じです。
　ということで、まずは、自分の「元気」を知ることからはじめていきましょう。

24

6 記憶の問題に挑戦してみよう！

　でも、「どうやって、元気を測るの？」って？　簡単です。まずは、ストップウォッチを準備してください。秒針のある時計でも結構です。

　準備ができたら、心の中で「よ～いドン！」と合図をし、ストップウォッチをスタートさせて、ページを1枚めくってください。

　次のページには、たくさんのイラストが描かれています。1分間で、なるべくたくさんイラストを覚えてみてください。

　1分たったら、またページを1枚めくってください。そのページには、7つの質問が書かれています。いくつの質問に答えられるかを挑戦してみるという単純な記憶ゲームです。

　準備はいいですか？　では、やってみましょう。「よ～いドン！」。

元気チェック1

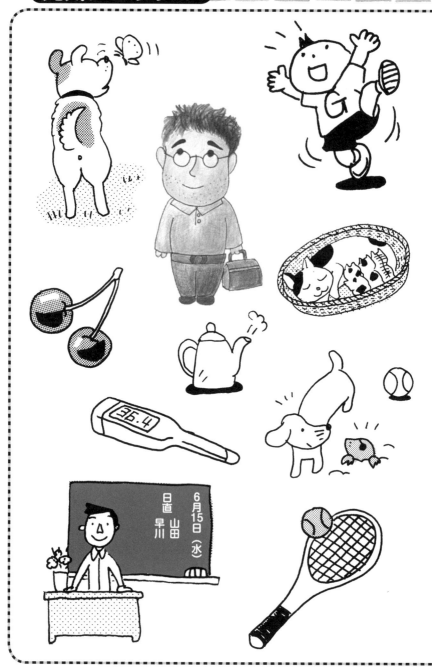

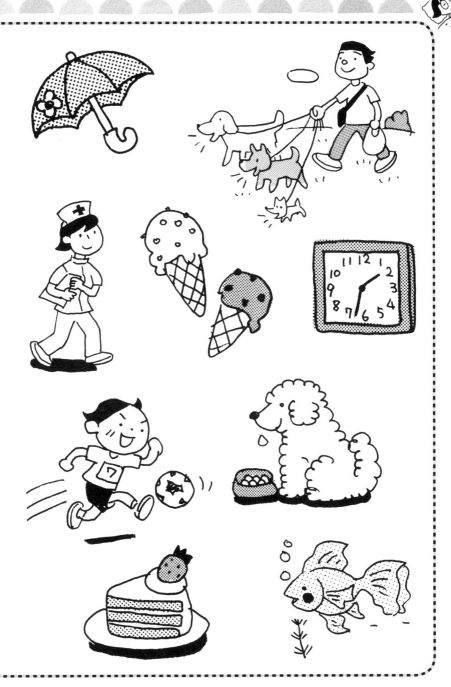

さっそく、質問していきますね。前のページをみてはいけませんよ。

1問目です。時計があったと思います。その時計は、何時何分を指していましたか？　これは簡単ですよね。

2問目です。サッカーをしていた子は、何番のユニホームを着ていましたか？　これも簡単ですよね。

3問目です。黒板に書かれていた日直は、「山田さん」と誰でしたか？　今度は、ちょっと難しいかな？

4問目です。体温計に表示されていた体温は、何℃になっていましたか？　どうですか？　覚えていますか？

5問目です。イヌは何匹いましたか？　ネコではありませんよ。

6問目です。笑顔で両手をあげている子がいましたね。彼の名前は「元気くん」です。その元気くんがあげていた足は、右足でしたか？　それとも、左足でしたか？　これも、難しいかな？

でも、**最後**はむちゃくちゃ難しいと思います。前のページのイラストには、僕もいました。眼鏡をかけているおじさんのイラストです。さて、その僕のイラストが着ていたシャツのボタンは、いくつありましたか？

答えは、前のページで確認してください。

28

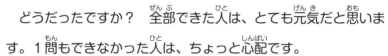

　どうだったですか？　全部できた人は、とても元気だと思います。1問もできなかった人は、ちょっと心配です。

　では、全部できた人はその調子で、1問もできなかった人も気を取り直して、もう1つ、別の元気チェックもやってみましょう。

　今度は、イラストではなく物語です。次のページには、ある物語が書かれています。制限時間は、2分間です。今度は、全部で5つの質問です。また、5問とも正解した人のために、超〜難しいスペシャル問題も用意しました。がんばってスペシャル問題までクリアしてみてください。

　では、いきますよ。準備はいいですか？　「よ〜いドン！」。

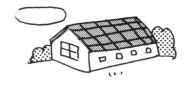

第1部　からだ博士が伝える「元気のためのオススメ生活」　29

元気チェック2

　ツンちゃんは、おしゃべりが大好きな4歳の女の子です。

　ある日のことです。お母さんが「ツンちゃん、きょうは何が食べたい？」と聞きました。ツンちゃんは、とてもなやみました。なぜかというと、食べたいものが2つあったからです。1つは、ハンバーグです。ツンちゃんは、タマネギがいっぱい入ったお母さんのハンバーグが大好きです。もう1つは、玉子焼きです。ツンちゃんは、お母さんがつくるフワフワの玉子焼きも大好きです。

　なやんで、なやんで決めました。そして、「きょうは、ハンバーグがいいな」といいました。それを聞いたお母さんは、すぐに冷蔵庫に向かいました。そして、冷蔵庫の中をのぞき込みながら、「ハンバーグかぁ。そうだね。ひき肉もあるし〜、タマゴもあるし〜、ニンジンもあるから、これも入れちゃおうか。でも困ったなぁ。タマネギがないなぁ」といいました。それを聞いたツンちゃんは、すぐに「買いに行こうよ」といいました。お母さんは、「そうだね」といいました。そして2人は、タマネギを買いに行くことにしました。

　3丁目のスーパーに向かう途中、またお母さんがツンちゃんに「ハンバーグの他にも、食べたいものある？」と聞きま

30

した。ツンちゃんは、またまたなやみました。なぜかというと、2つの食べものが頭にうかんだからです。

　1つは、玉子焼きです。だって、やっぱりフワフワの玉子焼きも食べたかったからです。でも、ハンバーグと一緒に食べるのは、玉子焼きよりブロッコリーのほうがおいしい気もします。だから、なやみました。

　なやんで、なやんで決めました。そして、「ブロッコリーが食べたい」といいました。すると、お母さんがいいました。「やっぱりね。そういうと思った。だって、ツンちゃんはブロッコリーが大好きだもんね」。それを聞いたツンちゃんは、心の中で「そうかぁ。私が大好きなのは、ハンバーグと玉子焼きだけじゃなくて、ブロッコリーもそうだったんだ。確かになぁ」と思いました。

　そして、お母さんはいいました。「じゃあ、きょうの夕ごはんは、ハンバーグとブロッコリーだね。そうそう。冷蔵庫にタマゴがあったから、玉子焼きもつくりましょうね」。

　ツンちゃんは、ビックリです。だって、心の中で食べたいと思っていた大好きなお母さんの料理が、全部食べられるんですもの。

ツンちゃんの食べたいものを全部つくってくれるなんて、やさしいお母さんですね。では、質問していきます。やっぱり、前のページを開いてはいけませんよ。

1問目です。ツンちゃんは何歳の女の子ですか？　これは簡単ですよね。

2問目です。ツンちゃんが好きな食べものは何ですか？　これも簡単ですよね。正解は3つですよ。

3問目です。冷蔵庫にあったハンバーグの材料は何ですか？この正解も3つですよ。

4問目です。お母さんの予想が当たったツンちゃんの食べたいものは何だったでしょうか？　どうですか？　この答えは1つですよ。

最後はちょっと難しいですよ。ツンちゃんが大好きな食べものではなく、大好きなことは何ですか？　正解は、小さい文字も含めて5文字です。

いかがですか？　答えは、前のページで確認してください。

さらにさらに、5問とも正解しちゃった元気なみなさんには、スペシャル問題も用意しました。すご～く難しいですよ。ちんと考えてくださいね。

32

では、質問します。物語の最後に、お母さんが予告したきょうの夕ごはんのおかずは、ハンバーグと玉子焼きと、さて何だったでしょうか？　聞いたことも、食べたこともない、へんてこりんで、ちょっと不思議な食べものですよ。

この答えも、前のページを「よ〜く」みて確認してくださいね。

7　あらゆるパフォーマンス（行動）の根底には生活があります

「え〜!?　ブタの『ブ』、ブーメランの『ブ』じゃなくて、プラモデルの『プ』、プールの『プ』で『プロッコリー』なんて、ずるいよ〜」って声が聞こえてきそうですね。ごめんなさい。

でも、どうですか？　もし、そんなことまで気づいて、正解した人がいたとしたら、「すごい！」と思いませんか？　「元気！」だと思いませんか？

当然、このような記憶の問題の出来・不出来や集中力のあり・なしは、みなさん自身の体調に左右されます。だってそうですよね。調子が悪ければ、覚えようと思っても、なかなか頭に入ってきません。また、そもそも「よ〜し、やってみよう」という気持ちにさえならず、「え〜、めんどうくさい」となってしまいますよね。

第1部　からだ博士が伝える「元気のためのオススメ生活」　33

そして、その体調のよしあしは、生活の仕方に左右されています。だって、昨日の夜、ちゃんと寝ていなければ、調子が悪いのは当然ですよね。ごはんをちゃんと食べていなければ、お腹が空いてしまって、記憶や集中どころではありませんよね。

　このことは、このような記憶の問題だけでなく、勉強でも同じです。スポーツの練習でも同じです。つまり、私たちのあらゆるパフォーマンス（行動）は、その生活に左右されているということなんです。

　夢や希望を叶えるために、元気がいっぱいあって困ることはありません。むしろ、夢や希望に近づけるはずです。まずは、本書の元気大作戦を参考に、自分のいまの元気度をしっかり知って、元気でない人は少しでも元気になってくれたらと思います。また、元気な人も、ますます元気になってくれればと思います。

第2章 健康生活の知られざる効果

病気になりにくかったり、体力がついたり、肥満や痩せを解消してくれたり、等々。健康生活がいろいろな効果をもたらしてくれていることは、みなさんも、なんとなくは知っていることと思います。でも、健康生活がみなさんにもたらしてくれる贈りものは、もっともっとたくさんあります。

第2章では、「きっとみなさんが気づいていない」と思う、すてきな健康生活の効果を紹介してみたいと思います。

1 夜食を食べないで寝ていますか？

突然ですが、「いまより、身長を伸ばしたいと思っている人はいますか？」と聞かれたら、きっと「もちろんだよ」と答える人が少なくないでしょう。私も、みなさんと同じ小学生、中学生の頃は、「1cmでも、1mmでも身長を伸ばしたい」と思っていました。

そんな人にお聞きします。昨日の夜は、夜食を食べないで寝ましたか？

身長を伸ばすのに大事な役割を果たしているホルモンに「成長ホルモン」があります。きっと、みなさんも耳にしたことがあるでしょう。

図6は、夜食を食べなかった日と、食べた日の睡眠中の成長ホルモン分泌のピーク値（図ではGHピーク値）の比較を示したもの

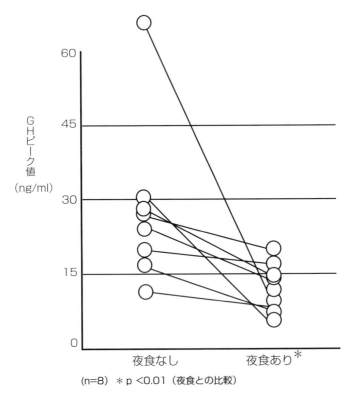

図6　夜食を食べなかった日と食べた日の睡眠中の成長
　　　ホルモンピーク値の比較
出典：窪田和興ほか（1994）夜食の夜間成長ホルモン分泌に及ぼす影響、日本小児科学会雑誌、98、199-203

です。ご覧のように、全員、夜食を食べなかった日の方が、たくさんの成長ホルモンが分泌しています。もちろん、身長を伸ばすためには、たくさんの栄養が必要です。だから、バランスも考えながら、たくさん食べなければなりません。でも、夜食に限っては逆効果といえるわけです。

でも、どうして、夜食を食べると成長ホルモンの分泌が少なくなってしまうのでしょうか。

これには、血糖値というものが関係しています。血糖値とは、血液中のブドウ糖の濃度を示す値のことです。食事をすると、この血糖値が上昇します。ところが、成長ホルモンをたくさん分泌するためには、ある程度、血糖値が下がっている必要があるのです。そのため、寝る前に食事をしてしまうと血糖値が上がって、成長ホルモンの分泌が少なくなるというわけです。

このようなことから、寝る2時間くらい前の食事はさけた方がいいといわれています。いまより身長を伸ばしたい人は、覚えておいたらいいかもしれませんね。

2 しっかり動いていますか？

さらに、身長を伸ばしたい人に聞いてみたいことがあります。放課後、しっかりとからだを動かして遊んでいますか？

今度は、運動をした日としなかった日の睡眠中の成長ホルモンの分泌状況を図7に示しました。この図が示すように、運動した日としなかった日とでは、明らかに運動した日の方が多くの成長ホルモンを分泌しているのです。

当然ですが、運動をすれば、筋肉や骨がダメージを受けます。地球に生きている以上、私たちはつねに重力の影響を受けています。ですから、一歩歩けば、みなさんの筋肉や骨には衝撃が加わります。衝撃が加われば、筋肉が壊れたり（筋線維の破壊）、「微細骨折」と呼ばれる、ものすごく小さな骨折が起きたりします。

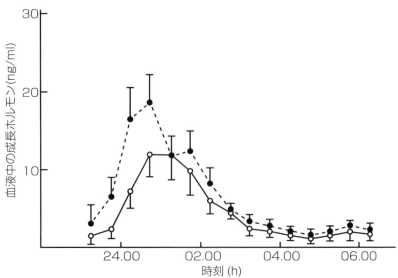

図7　運動した日（●）としなかった日（○）の睡眠中の成長ホルモンの分泌

出典：Adamson L et al. (1974) Growth hormone increase during sleep after daytime exercise. The Journal of Endocrinology, 62, 473-478

もう一歩歩けば、またみなさんの骨に衝撃が加わり、また微細な骨折をします。さらに、その場で高くジャンプしてみてください。もうみなさんは、微細骨折しまくり、といった感じです。

実は、筋肉や骨へのこのようなダメージを修復してくれる物質の1つが、成長ホルモンなんです。ですから、多くのダメージを受けた日は、みなさんのからだの中の成長ホルモンが、「よ〜し、出番だぞ！」という具合に、その分泌を増やすというわけです。

また、成長ホルモンは傷の修復やお肌の手入れにも大事な役割を果たしています。ですから、きれいなお肌になるためにも、成長ホルモンが大切というわけです。

ただ、ここまで聞いても、「私はスポーツがあまり得意じゃないし……」、なんて思っている人もいるでしょう。でも、図7の研究で行った運動は、それほどハードなものではありませんでした。「運動した日」ですから、普段よりも多い活動量であることはもちろんでしたが、疲れが残ってしまうような運動は行わないことも条件だったのです。つまり、適度な運動というわけです。

ですから、「僕は、スポーツが苦手だからなぁ」と思っている人も、苦手なスポーツを無理して行う必要はないのです。日頃、当たり前のように使っていたエレベータやエスカレータを使わないで、階段を使うだけでもいいんです。お散歩をしてみるだけでもいいんです。

第1部　からだ博士が伝える「元気のためのオススメ生活」　39

どうですか？　「それらくらいなら」と思ってくれた人もいるのではないでしょうか。散歩をすれば、頭もさえますし、気分もよくなります。ぜひ、試してみてください。いまより身長を伸ばしたい人は、このことも覚えておいたらいいかもしれませんね。

3　やさしい人、かっこいい人の探し方

　またまた突然ですが、みなさんはどんなタイプの女性や男性が好みですか？

　きっと、「やさしい人」や「かっこいい人」がタイプ、という人が多いでしょう。少なくとも、いつもイライラしていて、他人に対しても厳しく、しかめっ面やふくれっ面をしている人が大好き、という人は少ないんじゃないかと思います。

　ここでは、「やさしい人」、「かっこいい人」の探し方を教えちゃいます。

　そんな人は、決して「やさしい人」や「かっこいい人」を探してはいけません。だって、「やさしい」のは、うわべだけかもしれないじゃないですか。次第に、化けの皮がはがれて、みなさんのお母さんのようになるかもしれません（お母さん、ごめんなさい。冗談です（笑））。

　「かっこいい」のも、同じです。いまだけかもしれません。い

40

まは「かっこいい」その人の30年後、40年後を思い浮かべてみてください。みなさんのお父さんとあまり変わらない中年になるかもしれません（お父さん、ごめんなさい。冗談です（笑））。

このように考えると、「やさしい」とか、「かっこいい」とか、「かわいい」とかは、本当の姿を見抜くのがとても難しいと思うんです。でも、そんな人がタイプという人は、ぜひ、次のような人を探してみてください。

「太陽が似合って、運動していて、姿勢がいい人」です。きっと、やさしくて、かっこよくて、かわいいはずです。

4　やさしさのもと「セロト忍」

なぜならば、私たちのからだには、「セロトニン」という大切な物質（脳内の神経伝達物質）があります。このセロトニンは、忍者のように変身する物質なので、本書では「セロト忍」と書きますね。

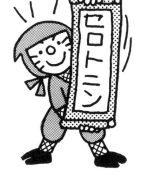

そして、このセロト忍は、みなさんのイライラ感を減らしたり、緊張感を抑えたり、相手の気持ちを思いやったりといった働きをしてくれています。ようは、「精神安定作用」です。

ですから、セロト忍が多い人は、やさしいし、思いやりもあるわけです。逆にいうと、いつもイライラしていたり、緊張していたりという人は、このセロト忍が少ないのかもしれません。

　私には、いまの日本人は、昔と比べてイライラしたり、緊張しすぎたりすることが多くなっているようにみえます。

　また、いまでは国民病ともいわれる「うつ病」になってしまう人も、ずいぶん増えたように思います。

　これらの問題は、日本の多くの人の「セロト忍不足」を物語っている、ともいえるわけです。

5　よい姿勢のもと「セロト忍」

　セロト忍の働きは、それだけではありません。「抗重力筋の緊張作用」も担ってくれています。

　私たちは、地球に住んでいます。その地球には重力があります。ですから、重力に逆らって（抗して）立ったり、座ったりしているときは、お腹や背中、さらには、足などの「抗重力筋」を緊張させ続けなければ、そのような姿勢を保つことができません。セロト忍は、よい姿勢のためにも大切というわけです。セロト忍の働きには、「抗重力筋の緊張作用」もあるわけです。

　ですから、セロト忍が多い人は、きれいな姿勢でかっこよく、

美しいというわけです。逆にいうと、いつも姿勢が悪い人は、このセロト忍が少ないのかもしれません。

6 かっこよさ、かわいさのもと「セロト忍」

さらにさらに、朝、起きてすぐに鏡をみたら、いつもの自分とはなんだか雰囲気の違う顔が鏡に映し出されている、なんてことがありませんか？

実は、この寝起きの顔にもセロト忍が関係しています。

そもそも、朝はセロト忍があまりたくさんはありません。そのため、重力に逆らって、ほっぺたの筋肉を緊張させ続けることもできていません。ですから、寝起きの顔がだらしないのは、当然ともいえるわけです。

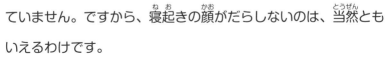

ただ、時間の経過とともに、次第にセロト忍がたくさん分泌されてくれば、おのずといつものようなスッキリと凛々しい顔つき、かわいく素敵な顔つきになってきます。

ですから、セロト忍が多い人は、かっこよく、かわいいというわけです。逆にいうと、いつもだら〜と締まりのない顔つきの人は、このセロト忍が少ないのかもしれませんね。

第1部 からだ博士が伝える「元気のためのオススメ生活」 43

7 元気のもと「セロト忍」

　このように、やさしさのためにも、よい姿勢のためにも、かっこよさ、かわいさのためにも、セロト忍が大切というわけです。ようは、私たちの「元気のもと」といえるでしょう。

　でも、本当に知りたいのは、その大切そうなセロト忍がどのようにすればたくさん分泌されるのかということです。第3章では、それについて説明してみたいと思います。

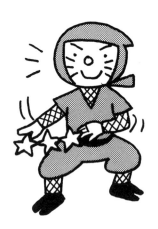

元気のもと「セロト忍」の分泌

> ここまでのところで、私たちの元気のために「セロト忍」が大切な役割を果たしてくれている、ということは、わかっていただけたと思います。でも、みなさんが知りたいのは、その大事そうな「セロト忍」がどうすればたくさん分泌されるのか、ということなのではないでしょうか。
> 第3章では、「セロト忍」を分泌させるための秘訣を紹介したいと思います。

1 「セロト忍」分泌の秘訣【その1】歩く（動く）

さっそくですが、図8をご覧ください。この図には、歩くことがセロト忍分泌に及ぼす影響を調べた実験の結果が示されています。

わかりやすい図なので、すでにお気づきの方もいるのではないでしょうか？　そうなんです。歩行運動中は、元気のもとであるセロト忍が増加し、歩行を中断すると元のレベルにもどるのです。つまり、セロト忍の分泌には、歩いたり、動いたりすることが

第1部　からだ博士が伝える「元気のためのオススメ生活」　45

大切ということなんです。

2 歩く（動く）ことで、ケンカを回避

　この実験は、ネズミを使って行われたものですが、ヒトであるみなさんも次のような経験をしたことがありませんか？
　一生懸命にやったテストだったけど、「ちょっと失敗しちゃったなあ。母さんにみせたら、きっと激怒するだろうなあ。でも、みせないわけにはいかないし、しょうがないか」、なんて思いながら、恐る恐るそのテストを母さんにみせたら、案の定。
　「あんた何やってんの↑　まったくもう↓　いったい、誰に似ちゃったんだろうね↓　ちゃんと勉強したの↑　だから、いつも

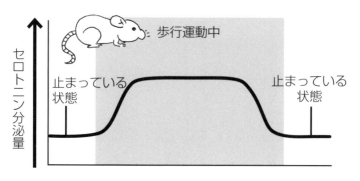

図8　歩行運動によるセロトニンの変化
出典：有田秀穂　基礎医学から　リズム運動がセロトニン神経系を活性化させる　日本医事新報社　No.4453（2009年8月29日）

いってんじゃないの……（延々と続く）」。

　でも、一生懸命やって、正直にみせたのに、こんないわれ方をしたら、みなさんもちょっと頭にきますよね。そのため、「うるせ〜な」と捨て台詞をはいて、家を飛び出します。そして、プンプンしながら、あてもなくモクモクと歩き続けて数分が経つと、「あれ。いったい、なんでイライラしてたんだっけ。なんだか、お腹も空いたし、帰って飯でも食うか」。

　さすがに、そこまでのことはないにしても、散歩をしたら、気分が落ち着いたり、気分が晴れたりということを、経験したことがある人は多いのではないでしょうか？　あれは、セロト忍が分泌されたから、と解釈することができるのです。

　小学生や中学生のみなさんは、イライラして友だちとケンカになり、殴りかかってしまいそうになるときもあるでしょう。でも、そんなときはこの実験結果を思い出してください。そして、「ちょっと待ってくれ！」といって、歩けばいいんです。動けばいいんです。そうすれば、きっと友だちに殴りかからずにすむ、というわけです。

第1部　からだ博士が伝える「元気のためのオススメ生活」　47

3 「セロト忍」分泌の秘訣【その2】深呼吸

　でも、授業中、となりの友だちに「消しゴムを貸してくれ」とか、「教科書をみせてくれ」とか、ブツブツ、ウダウダやっていたら、いつの間にかケンカになってしまった、なんてこともあるでしょう。そんなときに、「そうか！　歩けばいいんだ」なんて思って、教室をウロウロ歩き回ったら、先生はどうなりますか？　当然、激怒ですよね。

　つまり、授業中にこの作戦は使えません。でも、いい作戦があります。それが「深呼吸」です。

　図9をご覧ください。この図が示すように、セロト忍は深呼吸だけでも増えるんです。

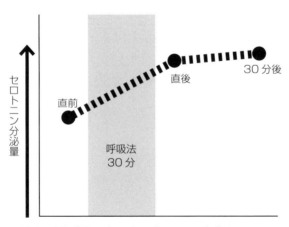

図9　深呼吸によるセロトニンの変化
出典：有田秀穂　基礎医学から　リズム運動がセロトニン神経系を活性化させる　日本医事新報社　No.4453（2009年8月29日）

4 深呼吸で、緊張緩和

このような研究の成果は、すでにみなさんの生活にも応用されていると思います。

だって、みなさんも、こんなお呪いを知っているんじゃないですか。

人前で話をしなければならないような緊張するとき、てのひらに「人」という字を書いて、それを飲み込めばいい、というお呪いです。どうぞ、やってみてください。

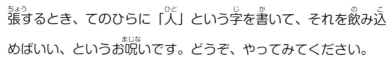

気がつきましたか？ 大きく飲み込めば飲み込むほど、そのあとに、大きな息がもれてきます。そうなんです。このお呪いは、「緊張したときは『深呼吸』をしましょう！」というお呪いだったんです。

しかも、そのお呪いを「３回繰り返しなさい」なんてこともいわれますよね。ようは、「３回くらい『深呼吸』をしましょう」というお呪いだったんです。

小学生や中学生のみなさんは、人前でスピーチをしなければならないこともあるでしょう。大事な試験にのぞまなければならないこともあるでしょう。さらには、大事なスポーツの試合にのぞまなければならないようなこともあるでしょう。そんなときに、あまり緊張しすぎてしまっては、イメージしたようなスピーチが

できません。持っている力を十分に発揮することもできません。もったいないです。

　何も「人」という字を書くことはないと思いますが、そんなときは、その場で「大きく深呼吸」をすればいいんです。きっと、いつもと同じ力を発揮できるはずです。

5　「セロト忍」分泌の秘訣【その3】太陽

　それでも、どうしてもイライラしてしまったり、緊張してしまうという人は、次の席替えで先生にお願いしてみてください。「特別席」です。

　でも、特別席ってどこですか？　「一番前の先生の目の前の席」なんて声が聞こえてきそうですね。でも、この場合の特別席は違います。

　図10をご覧ください。この図の矢印は、「このとき光を浴びた」ということを示しています。すると、どうでしょう。脳の奥（中心）の方にある縫線核という部位のセロト忍が、ピコン、ピコンと増えています。

　じゃあ、私たちの生活で最も明るいのは何の光ですか？　そうなんです。セロト忍は太陽の光を浴びても出てくるんです。だとすれば、この場合の特別席がどこかわかりますよね。そう。窓側

50

の席ということになるんです。

　もちろん、これは予想でしかありませんが、1日4時間、5時間、6時間、窓側の席で太陽の光を感じながら過ごすか、それとも太陽の光からちょっと遠い廊下側の席で過ごすかは、そもそもセロトニンの出方がよくない人には大きな違いといえるのかもしれないんです。

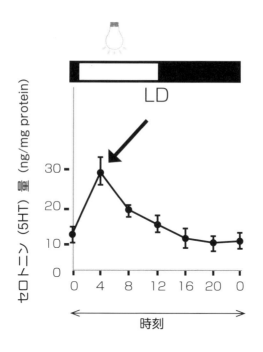

図10　縫線核のセロトニン（5-HT）量
出典：Ramon, A.F., et al (1993) Serotonin in the raphe nuclei: regulation by light and an endogenous pacemaker. NeuroReport 4, 49-52

6　やさしくて、かっこいいパートナーを 科学的に探そう！

　ということで、賢明なみなさんは、もうお気づきですね。

　みかけだけでなく、本当に「やさしい人」、「かっこいい人」は、精神安定作用や抗重力筋の緊張作用を担っているセロト忍を多く分泌している人、ということになるわけです。

　じゃあ、そのセロト忍を出すには、どうすればよかったんでしたっけ？

　そう。「運動」、「深呼吸」、「太陽の光」でしたね。

　つまり、「やさしい人」、「かっこいい人」がタイプという人は、「太陽が似合って、運動していて、姿勢がいい人」を探せばいいわけです。そんな人は、やさしくて、かっこよくて、かわいい確率が高いというわけです。

　パートナーのこんな科学的な探し方、「ぜひ、お試しあれ！」です。

快眠生活のための オススメ実践法

　いよいよ、元気のためのオススメ実践法を紹介したいと思います。
　「はじめに」でも触れたように、私たちの国では子どもだけでなく、おとなも含めて、なかなか健康生活ができずに困っている人が少なくありません。中でも「睡眠」については、世界で一番寝ていないのが私たちの国の子どもだし、おとなです。
　そこで第4章では、健康生活の中でも、多くの人ができそうでできない、「快眠生活」のためのオススメ実践法を紹介してみたいと思います。

1　メラト忍のもと「セロト忍」

やっぱり質問です。
みなさんの中に、夜、なかなか寝つけない人はいませんか？
そんな人は、つねにイライラしていませんか？
また、姿勢も悪くないですか？

第1部　からだ博士が伝える「元気のためのオススメ生活」　53

さらには、放課後は太陽の光を浴びず、動かず、寝る前はゲームやスマホに夢中になっていませんか？

　寝つきが悪かったり、イライラしたり、姿勢が悪かったり、ゲームやスマホに夢中になっていたりということは、どれも違う問題です。でも、きっと、寝つきが悪い人は、イライラしていて、姿勢も悪く、放課後はゲームやスマホに夢中になっているのではないかと思うんです。

　なぜならば、さきほどからお話ししている元気のもとセロト忍には、気分を安定させる「精神安定作用」やよい姿勢を保つために必要な「抗重力筋の緊張作用」の他にも、大事な役割があります。その１つが「メラトニン」と呼ばれる物質（ホルモン）に変身することです。つまり、「メラトニンの生合成」です。

2　眠りのもと「メラト忍」

　またまた、忍者のようなへんてこな名前の物質が登場してきました。本書では、これも「メラト忍」と書きますね。当然、「そのメラト忍って何？」と首をかしげている人もいるでしょう。

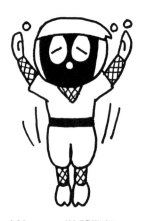

　このメラト忍も、セロト忍と同じように、私たちの健康生活に

は欠かせない働きをしてくれている物質の1つです。その1つに「鎮静作用」という働きがあります。「鎮静」ですから、からだを落ち着かせる働き、静める働きです。別のいい方をすると、体温を下げる働きということになります。

そもそも、私たちの体温は、病気を発見するのにとても便利な指標です。体調が悪いときに、脇の下に体温計をはさんだ経験は、誰にでもあるでしょう。そして、朝から38.0℃近い測定値が示されたときは、「まずい、風邪かもしれない」、ときには「インフルエンザかもしれない」なんて思うわけです。

でも、体温の役割はそれだけではありません。からだの活動水準を表す指標である、ともいわれています。

例えば、筋肉を縮めたり（収縮させたり）、緩めたり（弛緩したり）、ものごとを考えたりといった私たちの活動は、おおよそ電気信号や化学反応によって行われています。そのため、周りの温度、つまり体温が低いと、電気信号の伝達スピードや化学反応の反応スピードが鈍くなってしまいます。動きが鈍くなったり、頭の回転が鈍くなったりしてしまうというわけです。

逆に、体温が適度に高ければ、それらのスピードは速くなります。つまり、すばやく動けたり、考えたりができるというわけです。これから試合にのぞもうとするスポーツ選手が準備運動をするのはそのためです。

第1部　からだ博士が伝える「元気のためのオススメ生活」　55

だって、準備運動は英語で何といいますか？　そう。「ウォーミング・アップ（Warming Up）」ですよね。

じゃあ、何をウォーム、つまり温めているんですか？　そう。「からだ」ですよね。

なぜならば、せっかくがんばって練習してきたのに、試合の中で自分の持っているその力を十分に発揮できないのは、もったいないことです。だから、ウォームして（温めて）おくことが大切というわけです。

でも、メラト忍は、体温を下げる働きですから、むしろ整理運動（クーリング・ダウン：Cooling Down）の役割です。体温が下がって、からだの活動水準が低くなれば、眠くもなります。ようは、「眠りのもと」というわけです。

メラト忍が「睡眠導入ホルモン」、あるいは「眠りのホルモン」といわれるゆえんです。

3　忍法「セロト忍→メラト忍」

ですから、よい眠りのためにはたくさんのメラト忍が必要ということになります。でも、そのメラト忍は、もともとセロト忍です。だから、よい眠りのためにはたくさんのセロト忍が必要ということになります。

56

じゃあ、お聞きします。そのセロト忍の分泌には、どんな生活が大切でしたか？

そう。「運動」、「深呼吸」、「太陽の光」でしたよね。

だから、よい眠りのためには、放課後は太陽の光を浴びて、からだを動かして遊ぶことが大切になってくるというわけです。

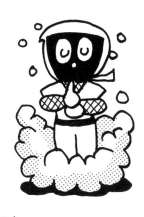

ただ、セロト忍がメラト忍に変身するためには、ある条件が必要です。いってみれば忍法というわけですが、何だと思いますか？

答えは、「暗やみ」です。せっかく太陽の光を浴びながら外で活動してセロト忍をため込んでも、暗さを感じないとメラト忍がつくり出せないのです。だから、夜遅くまでテレビをみたり、テレビゲームをしたり、スマホをいじったりということは、なるべくさけた方がいいということになるのです。

逆にいうと、放課後は太陽を浴びず、動かず、寝る前もゲームやスマホに夢中になっている人は、きっと、セロト忍も、メラト忍も少ないから、イライラもするし、姿勢も悪いし、寝つきも悪いだろうと予想できる、というわけです。

いかがでしょう。意外と当たっていないですか？

第1部　からだ博士が伝える「元気のためのオススメ生活」　57

4 カーテンを開けて寝ていますか？

今度は、朝の目覚めについても聞いてみたいと思います。

みなさんの中に、朝、なかなか起きられない人はいませんか？

そんな人は、寝るときにちゃんとカーテンを開けてから寝床に入っていますか？

あるいは、寝る前にちゃんと気合いを入れてから寝床に入っていますか？

思い出してみてください。私たちの元気のもとセロト忍は、「太陽の光」を感じると分泌されるんでしたよね。だとすれば、朝はなるべく早い時間に太陽を感じることができれば、元気になって、起きやすくなるはずです。

一方で、みなさんのまぶたは光を通します。例えば、その場で下を向いて、目を閉じてみてください。次は、電気の方を向いて、目を閉じてみてください。どうですか？　電気の方を向いたときの方が明るさを感じますよね。つまり、まぶたは光を通すというわけです。

このことは、寝ているときも同じです。目を閉じて寝ていても、カーテンが開いていて、枕元に朝日が差し込んでしまったらどうでしょうか。もうお気づきですね。そう。みなさんのからだは、光を感じてしまうことになります。光を感じれば、セロト忍

が増えます。セロト忍が増えれば、元気になります。元気になれば、起きやすいからだになるというわけです。

朝が苦手という人は、きょうから朝日が差し込んでしまうようなところに枕を置いて、カーテンを開けて寝てみてください。きっと、目覚めのいい朝を迎えられるはずです。

5　気合いを入れて寝ていますか？

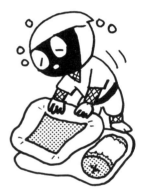

さらにさらに、朝の目覚めには、気合いを入れて寝ることもとても大切です。ちょっといじわるな実験ですが、こんなことをした人たちがいます。

実験では、「あしたは、6時に起こしますね」といわれた人たちと、「あしたは9時に起こしますね」といわれた人たちがいました。そしてこの実験では、予告通り、6時に起こされたグループと9時に起こされたグループだけでなく、9時と伝えられていたのに6時に起こされてしまったグループもつくり、それぞれのグループの「副腎皮質刺激ホルモン（ACTH）」を測定しました。

これまた、難しい名前が出てきましたが、ACTHは夜の睡眠を終わらせる働きがあると考えられている物質です。ですから、

起きるための準備状態をつくってくれるというわけです。

さて、図11をご覧ください。この図は、3つのグループのACTHの変化を示したものです。ご覧のように、午前4時半までは3つのグループのACTHに違いはみられませんでした。ところが、6時に起こすと伝えられたグループは、4時半を過ぎたくらいからACTHが上昇しはじめたのです。

このような結果は、「あしたの朝は、○時に起きるぞ」と気合

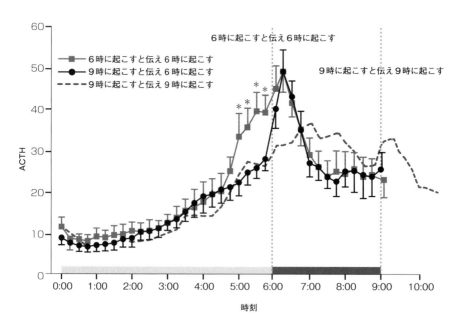

図11　6時に起こすと伝え、6時に起こす、9時に起こすと伝え、6時に突然起こす、9時に起こすと伝え、9時に起こす別にみたACTHの変化

出典：Born J et al.（1999）Timing the end of nocturnal sleep, nature, 397, 29-30

いを入れてから寝ることが、朝の目覚めにはとても重要であることを教えてくれています。

考えてみれば、みなさんもこんな経験がありませんか？

「あしたは、学校もない。塾もない。部活もない。何時まででも寝てられるぞ。そうだ。最近、ちょっと疲れているし、あしたは、起きるまで寝ていよう」なんて思って眠りにつきます。そして、とにかく寝ます。寝ます。寝ます。一度起きて、また寝たりもします。そんな日は、いつもよりたくさん寝ているはずです。でも、そんな日の朝の状態を思い出してみてください。なんだか、寝起きが悪くないですか？　からだも重くないですか？

そうなんです。そんな日は、「何時に起きるぞ」と気合いを入れていないので、起きる準備ができていません。だから、寝起きが悪いんです。からだも重いんです。

でも、こんな経験もありませんか？

あしたは、修学旅行なんて日です。準備に手こずった上に、楽しみでワクワクしていたら、すっかり寝るのが遅くなってしまいました。「まずいな。あしたは修学旅行だから、7時には集合なんだよな。だとすれば、6時には起きないとな」なんて思いつつ、眠りにつきます。いつもより短い時間しか寝ていないのに、なんだかスッキリ起きられます。どうしてでしょう？　答えは、簡単です。気合いを入れて寝たからなんです。

第1部　からだ博士が伝える「元気のためのオススメ生活」　61

つまり、「あしたは、○時に起きるぞ！」と気合いを入れてから寝ることは、気持ちがいい朝の目覚めのための、とても科学的な取り組みといえるのです。

6 毎日の生活とセロト忍、メラト忍

ここまでの話をまとめてみます。ようするに、みなさんのからだの中では、毎日、次のような変化が起こっています。

そもそも、朝はセロト忍がそれほどできあがっていません。そのため、あまり元気がないという人もいるでしょう。

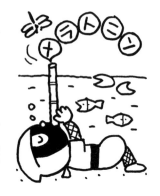

でも、あしたの朝からは、なるべく早いタイミングで朝日を浴びてください。すると、少しセロト忍ができあがります。セロト忍は元気のもとです。そのため、少し元気になります。

また、セロト忍をつくるためには、原料が必要です。原料を摂取する必要があります。つまり、食事が大切ということです。朝ごはんを食べると、もう少しセロト忍ができあがります。そして、もう少し元気になります。

そこそこの元気をかかえて、学校に到着です。学校では、友だちと一緒に太陽を感じながら、からだを動かして勉強をしたり、

遊んだりします。また、給食もモリモリ食べます。結果、みなさんのからだは、セロト忍でいっぱいになります。そのため、ますます元気になります。

　そして、夜です。この本を読んだみなさんは、きょうから少し暗い部屋で過ごしてみてください。きっと、セロト忍がメラト忍に変身していきます。メラト忍は、眠りのもとですから、次第に眠くなってきます。

　まずい。まずい。急いで気合いを入れて、寝床に入ってください。ものの数秒で「バタン・キュー」というわけです。

7　この本を読んで、あしたからの生活は……

いかがだったでしょうか？　この本を読んで、

●太陽を浴びることくらいなら

●外遊びをすることくらいなら

●夜、暗いところで過ごすことくらいなら

●カーテンを開けて寝ることくらいなら

●気合いを入れて寝ることくらいなら

できるかもしれない、と思ってくれたらうれしいです。そして、１つでもいいんです。どうぞ、できそうなことに挑戦してみてください。

その結果、最後はこの本を読んだみなさんの生活が、次のようになってくれたらと思います。第1章と同じように、やはり、小学生バージョンで示しましょう。

●なんだか、みょうに寝起きがいい……!! （もしかすると、前の日の夜に気合いを入れて寝たのかもしれませんね）

↓

（気分がいいので）カーテンを開けて、朝日を浴びる……!!

↓

（おまけに）起こしに来た母さんに「おはよう」……!!

↓

（当然）お腹もペコペコ……!! 朝から「おかわり〜」……!!

↓

（そのため）快便……!! 体温上昇……!!

↓

（母さんにしてみれば）すでに起きていることといい……!!

「おはよう」といい……!!

↓

（何がどうなっているのかわからず、そんな日は）

母さん、目がテン……!!

↓

（学校でも）午前中からやる気が出てしょうがない……!!

↓

（いつもと違って）居眠りもしないので……!!

↓

（それだけで）先生も、目がテン……!!

↓

（いつもと違って）おこられないので、

　　さらに気分がよくなる……!!

⬇

（給食の時間も）食欲満点……!!

⬇

（午後の授業も）やる気マンマン……!!

⬇

（そのため）先生の質問に、手なんかあげてみる……!!

⬇

（それだけで、目がテンどころか）先生、混乱……!!

⬇

（なんだか）友だちからも尊敬のまなざし……!!

⬇

（当然）ますます、気分がよくなる……!!

⬇

（放課後も）絶好調……!!

⬇

（そのため）友だちと外遊び……!!

⬇

（ますます）セロト忍が出てきて気分爽快……!!

⬇

（それどころか）「僕って、できる人間かも」なんて、

　　わけのわからない自信さえ出てくる……!!

⬇

（結果）夕ごはん「おかわり〜」……!!　そして、完食……!!

⬇

（そんなみなさんをみていて、「やっぱり私の子」なんて思い）

　　母さん、ニコニコ……!!

⬇

第1部　からだ博士が伝える「元気のためのオススメ生活」　65

（でも、そんな母さんをみていて）父さんは、目がテン……!!

⬇

（部屋に戻ると）勉強までしたくなってきて、勉強……!!

⬇

（そんなこんなで）お風呂に入る……!!

⬇

（その頃になると）テレビもみたいし、ゲームもしたいが、

昼間の活動と日光浴で、なんだか眠くなってくる……!!

（なぜならば、セロト忍がメラト忍

に変身してしまうから……）

⬇

（まずい。まずい）急いで、気合いを入れて寝床に入る……!!

⬇

（かくして）ものの数秒で、バタン・キュー……!!

⬇

●なんだか、みょうに寝起きがいい……!!　にもどる……!!

　繰り返しになりますが、みなさんの生活の中の行動はどれも関連し合っています。どうぞ、１つでも、２つでも「これならできそうだな」と思った作戦に、しかも、がんばりすぎずに挑戦してみてください。きっと、いまより「元気」になって、夢や希望に近づけることと思います。みなさんは、たくさんの可能性を秘めているんです。

　おっしまい。

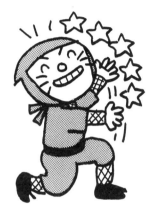
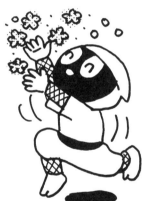

第1部 からだ博士が伝える「元気のためのオススメ生活」 67

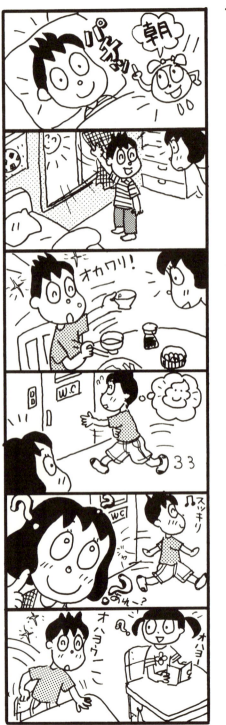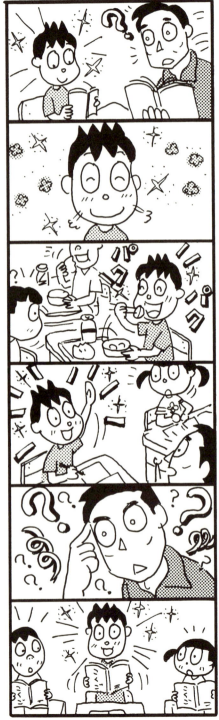

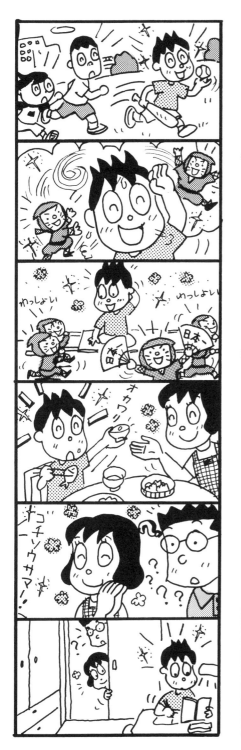
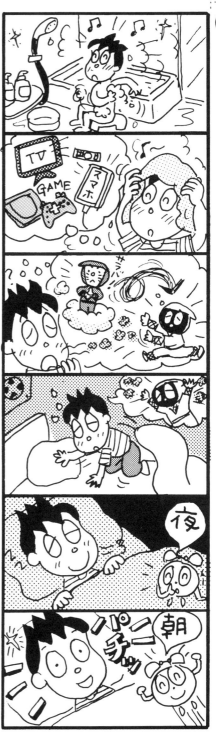

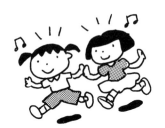

第2部

からだ博士が答える

「からだ・生活の疑問」

Q1 小学生・中学生は、何時間くらい寝ればいいんですか？

この点に関する決まりは、世界のどこにもありません。

ただ、アメリカのNational Sleep Foundation（ようは、アメリカの国立睡眠財団とでも訳すことできる全米規模の団体）は、2015年2月、各年代における推奨睡眠時間を発表しています（表1）。それによると、6〜13歳のみなさんは9〜11時間、14〜17歳のみなさんは8〜10時間の睡眠が必要であるとされています。どうですか？　みなさんの睡眠は、望ましいとされている時間を確保できていますか？

でも、本当に望ましい睡眠時間は、人によって異なります。そ

表1　National Sleep Foundation（アメリカ）が発表した各年代における推奨睡眠時間

年　齢	推奨睡眠時間
0〜3ヵ月	14〜17時間
4〜11ヵ月	12〜15時間
1〜2歳	11〜14時間
3〜5歳	10〜13時間
6〜13歳	9〜11時間
14〜17歳	8〜10時間
18〜25歳	7〜9時間
26〜64歳	7〜9時間
65歳以上	7〜8時間

出典：Hirshkowitz M et al.（2015）National sleep foundation's sleep time duration recommendations: methodology and results summary, Sleep Health, 1, 40-43

のため、この質問の答えは、みなさんが自分自身で探さなければなりません。

「どうやって探せばいいのか？」って、ポイントはいくつもあります。ここでは、２つの方法を紹介しましょう。

１つ目の方法は、「日中の眠気感や元気度」を調べることです。当然ですが、夜間の睡眠（休息）が足りていなければ、昼間に眠くなってしまいます。つまり、授業中、眠くなってしまったり、なんだか部活動でも元気が出なかったりといったことの原因は、夜間の睡眠（休息）が不足していることがあるとも考えられるわけです。まずは、この点をチェックしてみてください。

ただ、本当にやりたいことをやっているときは、自然と眠くなったり、元気がなくなったりということはありません。ですから、この方法だけでは本当に必要な睡眠時間を探すことが難しいともいえます。

そこで、２つ目の方法として、「平日と休日の睡眠時間の差」を調べることもオススメしたいと思います。

そもそも、平日は子どもであっても、忙しい毎日を送っています。だって、昼間は学校があります。塾や習いごともあります。部活もあります。なんだか予定がいっぱいです。そうなると、どうしても寝る時間が遅くなってしまいます。寝る時間が遅くても、学校は次の日もあります。そのため、起きる時間を遅くすること

第２部　からだ博士が答える「からだ・生活の疑問」　73

はできません。結果、夜間の睡眠時間が短くなってしまうという
わけです。

　でも、休日の前の日はどうでしょうか？　そもそも、次の日は
学校がありません。そのため、少々、ゆっくり寝ていられます。
つまり、寝る時刻が遅くなっても、その分、あるいはそれ以上に
起きる時間を遅くすることができます。結果、夜間の睡眠時間が
長くなるというわけです。

　でも、このような状況は、平日の睡眠（休息）が足りていない
ことを教えてくれています。つまり、平日と休日の睡眠時間の差
は、平日の睡眠（休息）不足の指標になるんです。

　まずは、自分の睡眠状況を知ることからはじめてみてはいか
がでしょうか。

Q2：同じ9時間睡眠ならば、夜に寝ても、昼に寝ても、同じなんですか？

　同じではありません。なぜならば、私たちヒトは地球で進化し
てきた動物だからです。

　ヒトも含めた動物は、動く物と書くように「活動」する生き物
です。もっというと、活動しなければ動物になれません。ヒトに
なれません。ヒトは、その活動を昼間に行うように進化してきま

74

した。つまり、夜行性ではなく、昼間に行動する「昼行性」の動物として進化してきたというわけです。けれども、活動をしたら「休息」する必要があります。ヒトは、その休息を夜間に行うように進化してきました。ただ、当時は時計などありません。そのため、ヒトは「光」と「暗やみ」でそれを区別するようになりました。

　このように考えてくると、ヒトという動物は光を浴びて動くものだし、暗やみを感じて休むものだということがわかります。また、光を感じるとセロト忍のように活動に必要な物質が出て、暗やみを感じるとメラト忍のように休息に必要な物質が出てくるのも納得です。

　だから、みなさんは昼間に学校に行くわけです。また、夜間勤務があるような仕事では、働く時間が同じ8時間でも「キツいなぁ」と感じるといいます。それだけでなく、体調を崩してしまう人も多いといわれています。そのようなことも、うなずけるというわけです。

　さらに、日本ではペットブームの到来とともに、都市部を中心に深夜まで営業するペットショップや、24時間のペットショップが増えたといいます。そうなると、そこで暮らすイヌやネコは、夜でも明るい光のもとで生活しなければならなくなりました。イヌやネコも「昼行性」の動物ですから、そのような環境では睡眠

第2部　からだ博士が答える「からだ・生活の疑問」　75

不足になって、体調を崩してしまいました。

　2012年6月1日、ペットショップなどでイヌやネコを夜8時以降に展示することを禁止する「動物愛護法」の改正が施行されたのはそのためです。

　やっぱり、昼行性の私たちは、日の出とともに活動して、日の入りとともに休息するのが一番なんですね。

Q3 眠りのもとメラト忍が、元気のもとセロト忍からできているのはわかったのですが、じゃあ、そのセロト忍は、何からできているんですか？

　元気のもとセロト忍の原料は、必須アミノ酸の一種である「トリプトファン」です。

　私たちの筋肉や血液、臓器、皮膚などはタンパク質でできていますが、そのタンパク質はアミノ酸が集まってできています。アミノ酸という名前は、家庭科や理科の授業で、聞いたことがある人もいるのではないでしょうか。

　そして、そのアミノ酸のうち、からだの中ではつくれない（合成できない）ものを「必須アミノ酸」といいます。からだの中でつくれないわけですから、食事で補うしかありません。つまり、元気のもとセロト忍の原料「トリプトファン」には、食事が大切

76

というわけです。

　じゃあ、何を食べればいいのかって？　「巨人ファンや阪神ファンとはちょっと違うな」とは思うものの、「トリプトファン」っていわれたって、何のことなのかさっぱりわかりません。どんな食べものに含まれているのかが知りたいところです。

　トリプトファンは、納豆、豆腐、味噌、枝豆などの大豆製品、牛乳、チーズ、ヨーグルトなどの乳製品、それから肉類、タラコ、アボカド、バナナなどの食べものに多く含まれています。

　また、摂り込んだトリプトファンからセロト忍をつくる（合成する）ためには、エネルギーも必要です。そのエネルギー源になるのがごはん、パンなどの炭水化物です。ごはんもしっかり食べる必要があるというわけです。

　さらに、魚、バナナ、にんにく、しょうが、豆なども大切です。これらの食材には、ビタミンB_6という栄養がたくさん含まれていて、トリプトファンがセロト忍に変身（合成）するのを助けて（促進して）くれます。

　だからといってミキサーを用意し、バナナ、牛乳、ヨーグルトだけならまだしも、そこにアボカド、にんにく、鮭、ごはんを入れてミキサーでかき回し、できたスペシャルドリンクを飲んだら、きっと気分が悪くなるでしょう。

　ようは、好き嫌いなく、いろいろな食べものをバランスよく食

べるのがいいわけです。

Q4

食事を原料にして、元気のもとセロト忍ができていることはわかりました。また、そのセロト忍が眠りのもとメラト忍に変身（生合成）することもわかりました。じゃあ、そのメラト忍は何になるんですか？　まさか、消えてなくなっちゃうんですか？

その「まさか」です。

トリプトファン⇒セロト忍⇒メラト忍の順番（経路）で、眠りのもとになったメラト忍ですが、その後はすぐに（1時間以内に）分解されてしまうんです。

「じゃあ、眠気を感じたら、チャンスを逃さず、すぐにフトンやベッドに入らなくちゃ」と思った人もいるかと思います。でも、そんなに心配する必要はありません。メラト忍はみなさんが寝ている間、ジワジワ分泌され続けています。つまり、分泌しはじめたら、一晩中ずっと出ているというわけです。

ただ、朝が近づいてくると、次第にその分泌が減ってきます。起きる準備をはじめるというわけです。このことは、メラト忍をからだの中にためておいて、眠りたいときに、まとめて使うということができないことを意味しています。

78

つまり、「運動」や「深呼吸」や「太陽の光」は、きょうもあしたも、あさっても必要ということです。もっというと、私たちのからだは、トリプトファン⇒セロト忍⇒メラト忍を、毎日毎日、繰り返しているというわけです。

　「からだ」ってすごいですね。「からだ」に感謝ですね。

Q5 元気のもとセロト忍を増やすためには、運動、深呼吸だけでなく、太陽も大切ということですが、雨やくもりの日は電気を浴びればいいんですか？

　どんなに雨が降っていても、どんなにくもっていても、電気の光と太陽の光を比べたら、太陽の光の方がぜんぜん明るいんです。

　みなさんは、金環日食を知っていますか？　地球と月と太陽が一直線に並んでしまうため、太陽が月にすっぽりかくれてしまう現象です。日本では、2012年5月21日に観測されましたから、みなさんの中にも、観測用のサングラスや下敷きを手に、空を見上げた人がいるのではないでしょうか？

　そのときのことを、思い出してみてください。太陽がかくれたとたん、とても暗くなりませんでしたか？　それどころか、とても寒くなりませんでしたか？　そうなんです。太陽の光はとても威力があるから、くもりの日に威力がまったくなくなってしまう

ことはないんです。電気の光では、太陽の光に対抗できないことが、うなずけるのではないでしょうか？

　ですから、少々のくもり空なら外に出て、太陽を感じながらからだを動かして遊んだり、活動したりすることが大切というわけです。

　でも、雨が降っていて、どうしても外に出られないときは、どうしたらいいのかって？　そりゃそうですよね。元気のためには太陽を感じることが大切だからといって、どしゃ降りの中、外で遊んでいたら、元気どころか風邪を引いてしまいますよね。ただ、そんな日でも、暗い場所にいるよりは明るい場所にいた方がいいのも確かです。ですから、昼間は部屋の電気をつけて、なるべく窓際で遊んだり、勉強したりするのがいいというわけです。

　いかがですか？　元気のために、やれることってそんなに難しい話でもないように思いませんか？

Q6

眠りのもとメラト忍の分泌には、暗やみが大切ということですが、豆電球をつけて寝るのもよくないんですか？

　豆電球をつけて寝ても、ぐっすり眠れているのならばOKです。昼間も元気に過ごせているのならばOKです。いまは、そのままで大丈夫だと思います。

でも、もしもぐっすり眠れなくなって、学校でも元気がなくなってきたら、夜はなるべく暗い場所で寝た方が、元気のもとセロト忍が、眠りのもとメラト忍にたくさん変身（生合成）するのですから、できるだけ暗い場所で寝る工夫も必要でしょう。

また、「暗すぎると怖くて眠れない」という人もいるかもしれません。そんな人は、無理に真っ暗な場所で寝る必要もありません。なぜならば、次のように考えられるからです。

眠りは、動物であるヒトとしての行動といえます。そのことは、イヌも、ネコも、サルも寝ることを考えればわかります。でも、ヒトは多くの動物に比べて、かなり進化した脳を手に入れました。その脳は、眠る、動く、食べるなどの本能的な行動や、喜び、恐怖、怒りなどを感じるといった行動を可能にしてくれました。でも、それだけでなく、他人の気持ちを思いやったり、将来を見通して計画的に仕事や勉強を進めたり、いろいろな情報を集めて物事を判断したりなどの行動も可能にしてくれました。進化した脳は、とても人間的な行動を可能にしてくれたというわけです。

このように私たちの脳は、人間的な行動を受け持つ部分と、本能的（ヒト的）な行動を受け持つ部分を持っているわけですが、これらは、互いに影響し合っています。

例えば、「うわぁ、このケーキおいしそうだな。でもなぁ。最近、食べすぎだからなぁ。我慢しておくか」や「遊びに行きたい

第2部　からだ博士が答える「からだ・生活の疑問」　81

なぁ。でも、宿題もあるしなぁ。さきに、宿題をやっちゃうか」
などは、みなさんの人間的な判断が本能的な欲求を制したケース
といえるでしょう。でも、そんなときばかりではありません。逆
に、そのケーキを食べてしまったり、遊びに行ってしまったりと
いった場合は、本能的な欲求が人間的な判断を制してしまったケー
スというわけです。

　つまり、「暗すぎると怖くて眠れない」という人は、怖さを感
じない程度の電球をつけて寝るのも、大事な元気作戦というわけ
です。

Q7

塾や習いごとで、ほぼ毎日、寝るのが遅くなってしまいま
す。受験もあるし、どうしたらいいですか？

　受験生も人間です。まずは、受験に成功するためにも、その先
の夢や希望を叶えるためにも、質量ともに、十分な睡眠時間を確
保することが大切といえるでしょう。

　なぜならば、私たちの睡眠は、からだの疲れをとってくれるだ
けでなく、脳の疲れをとることにも、昼間覚えた記憶を定着させ
ることにも役立っているからです。そのため、睡眠不足で脳が疲
れ、記憶の定着もままならない状況では、せっかくの勉強が無駄
になってしまうというわけです。もっというと、眠たい目をこす

りながら、がんばって机に向かうというやり方は、とても科学的な勉強方法とはいえないということです。

ここまでお話ししても、「そうはいっても……」という声も聞こえてきそうです。確かに、私自身もみなさんと同じ小学生や中学生の頃には、試験の前に睡眠時間をけずって勉強した記憶はあります。そして、そのときの自分が「知っておいたらよかったなぁ」と思う方法もあります。ここでは、その方法を紹介しましょう。

これまた、簡単な方法です。なるべく「同じ時間に寝て、同じ時間に起きる」ことです。

私たちの研究グループでは、かつて中学生を対象に1週間の睡眠状況と睡眠問題（寝つきが悪い、夜中に目が覚める、朝起きられない）、不定愁訴（からだがだるかった、微熱があった、頭が痛かった、胸が苦しかった、胸がドキドキした、吐き気があった・吐いた、お腹が痛かった、下痢をした）の状況を調査したことがありました。図12は、その結果を示したものです。この図の得点は、その値が大きいほど、睡眠問題や不定愁訴をたくさん持っているということになります。

ご覧のように、単に「早寝」がいいのであれば、就床時刻が早いグループの睡眠問題得点、不定愁訴得点は小さいことになります。でも、そのような結果にはならなかったのです。むしろ、就床時刻の変動が小さいグループ（ようは、いつも同じ時間

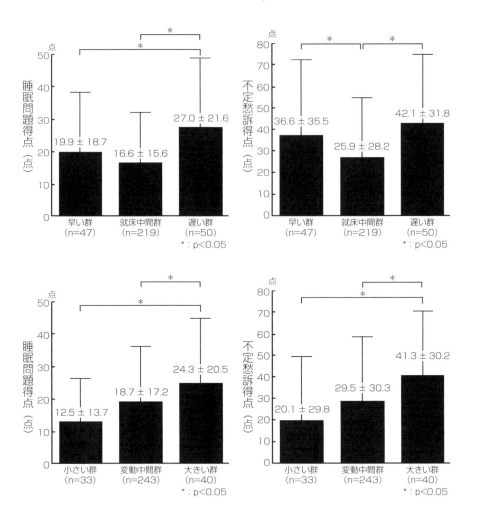

図12 就床時刻（早いグループ、中間グループ、遅いグループ）（上）およびその変動（小さいグループ、中間グループ、大きいグループ）（下）別にみた睡眠問題得点、不定愁訴得点

出典：鈴木綾子、野井真吾（2007）中学生における睡眠習慣と睡眠問題、不定愁訴との関連、発育発達研究、36、21-26

に寝ているグループ)でそれらの得点が小さかったのです。つまり、バラバラの時間に寝て、バラバラの時間に起きるよりは、いつも同じ時間に寝て、同じ時間に起きる方が元気になれるというわけです。「どうしても」というときには、どうぞ、試してみてください。

　でも、やっぱり受験のように長期にわたる勉強方法としては、どうしても無理があります。効率のいい勉強のためにも、まずは、質量ともに、十分な睡眠の確保がオススメです。

Q8

スポーツクラブの練習で、ほぼ毎日、寝るのが遅くなってしまいます。もっとうまくなりたいし、どうしたらいいですか？

　この質問の答えも、さっきのQ7と同じです。スポーツ選手も人間です。まずは、うまくなるためにも、質量ともに、十分な睡眠時間を確保することが大切といえるでしょう。

　でも、やっぱり「もっともっと練習して、うまくなりたい」なんて思っている人もいそうですね。そんな人に紹介したい研究があります。

　この研究は、アメリカにあるスタンフォード大学のバスケットボール選手11名を対象に行われました。研究では、実験に参加

第2部　からだ博士が答える「からだ・生活の疑問」　85

したバスケットボール選手の普段の睡眠状況を２〜４週間測定したあと、「最低10時間はベッドに入るように」との指示をして、さらにその後の５〜７週間の睡眠状況を測定しました。すると、どうでしょう。驚くほどの変化があったのです。

合計282フィート（約86m）の折り返し走のタイムは１秒近くも早くなるし、フリースローも、スリーポイントシュートも、ともに成功率が10％近くもアップ、さらに、気分や感情を測定する感情プロフィール検査では活気が向上して、疲労、緊張、混乱が減少していたんです。

やったことは、単に「10時間睡眠」を心がけただけです。もちろん大学生ですから、授業やその予習、復習もあります。また、心がけたからといって10時間も眠れない人だっています。そのため、「10時間睡眠」を指示された期間でも、実際の睡眠時間は平均８時間28分でした。それでも、普段の睡眠時間は平均６時間41分ですから、２時間近く長い睡眠時間になっていたわけです。

また、「10時間睡眠」を指示された期間も、普段と同じように、バスケットボールの練習も行っているわけですから、その間の練習効果とも考えられます。でも、スポーツ科学の分野では「休息も練習」といわれています。そのようなことを考えても、ある程度、うなずける研究結果といえるわけです。

考えてみれば、プロのサッカー選手でも１回の練習は90分間

程度です。ウォーミング・アップ（Warming Up）の時間を加えても、せいぜい120分間、つまり2時間程度です。あまりがんばって、それ以上練習しても、からだも脳も疲れていては、練習効果はなかなかあがりません。それだけでなく、疲れも残ってしまいます。

　なのに、どうしてあんなにすごいプレーができるのでしょうか？　この答えも、簡単です。ようは、練習以外の時間をどのように過ごすかがポイントというわけです。

　誰だって、1日は24時間しかありません。練習以外の時間でも、自分の夢や希望を叶えるために、どれくらい寝ればいいのか、何をどれくらい食べればいいのか等々、限られた時間をじょうずに使うことを考えることも、スポーツの練習と同じように、うまくなるための大事な作戦なんです。

Q9　夜遅くまでテレビゲームやスマホに夢中になることはさけた方がいいということですが、いつやればいいですか？

　元気のためには、やらないのが一番だと思います。

　どうしてもやりたい人は、朝早く起きて、時間を決めてやってみてはどうでしょうか。それならば学校もありますから、やりすぎてしまう心配はないように思うんです。

第2部　からだ博士が答える「からだ・生活の疑問」　87

でも、やっぱり、ゲームやスマホばかりに夢中になるのは危険だと思います。だって、視力が低下しちゃいます。体力も低下しちゃいます。それだけではありません。最近の研究では、脳がダメージを受けることもわかってきたんです。

その研究は、この数年間で私が目にした研究の中で1番、2番を争うくらいに衝撃的な内容でした。なんと、インターネット依存者は、アルコール、コカイン、マリファナ、覚醒剤などの薬物依存者と同じ部分の脳がダメージを受けていたんです。

そしてその部分は、とても人間的な役割を果たしている部分でした。1つは、他人の気持ちを思いやったり、気持ちを抑えたり、よいことと悪いことを判断したりするときに大切な役割を果たす脳の部分（眼窩前頭野という部分）です。もう1つは、意欲、関心、感情に関わる脳の部分（前帯状回という部分）です。

考えてみれば、薬物依存者は無気力で、無関心だと聞きます。集中が続かず、すぐに投げやりになってしまうとも聞きます。さらには、突然、キレるとも聞きます。でも、同じことは、インターネット依存者に対するイメージとしても聞くわけです。そりゃそうです。脳の同じ部分がダメージを受けているんですから……。

どうぞ、このような知識も頭に入れて、ゲームやスマホに夢中になりすぎない自分なりの工夫を考えて、できる範囲で挑戦し

てみてください。デジタル時代といわれる時代に、ゲームやスマホと一定の距離をおいて、それらとどのように付き合っていくか、つまり、スクリーンにコントロールされる生活でなく、スクリーンをコントロールする生活は、夢や希望を叶えるための大切な作戦になるはずです。

Q10

朝ごはんも、しっかり食べるようにしています。睡眠時間も、毎日9時間は寝るようにしています。いつも同じ時間に寝て、同じ時間に起きるようにもしています。おまけに、運動部に所属しているので、朝も、放課後も、ちゃんと太陽を感じながら運動もしています。でも、どうしても疲れがとれません。どうしてですか？

健康生活をしているのに、「どうしても疲れがとれない」というみなさんに、聞いてみたいことがあります。

● 授業中は集中できていますか？

● 食欲はありますか？

● 運動中は力が入らないような感覚に襲われていませんか？

私たちが心配している日本の子どもの健康問題の1つに「貧血傾向」があります。私たちは、中学校や高等学校の保健室の先生と協力して、この10年間で1万人近くの中・高・大学生を対象に、

第2部　からだ博士が答える「からだ・生活の疑問」　89

血を抜かない（採血しない）方法でヘモグロビン濃度推定値を測定してきました。

「出たよ〜。また、わけのわからないカタカナ名のやつ」なんて思っている人のために、ヘモグロビンについてもちょっと説明します。ヘモグロビンは、血液の中に含まれています。もっというと、赤血球の中に含まれています。そして、酸素と結び付いています。ようは、全身に酸素を運んでくれているというわけです。そのため、ヘモグロビンが少ない人は、からだのあちこちが酸素不足になって、疲れてしまうというわけです。"血"が十分でない、つまり、"貧"しいということで、「貧血」とはよくいったもんです。

話を元に戻しましょう。ようは、そんなヘモグロビンの濃度推定値を測定してきたというわけです。では、結果を紹介します。

なんと、中学生では男子6.1％、女子25.1％、高校生では男子17.2％、女子38.5％が、WHO（世界保健機関）の基準値を下回る「貧血傾向」に判定されてしまったんです。

私たちが行っている測定は、実際に血を抜いているわけではありません。また、医療機関での受診結果というわけでもありません。でも、あまりにも多い割合に驚いてしまいました。また、「少なくない子どもたちが貧血傾向によって、自分の力を出せずにいるのではないか」ということが心配になりました。

90

さらに、私たちはこのヘモグロビン濃度推定値と、いろいろな生活との関係についても検討してみました。その結果、特徴的だったのが運動をしすぎている人の「貧血傾向」です。つまり、「スポーツ性貧血」が疑われるというわけです。

ここまでお話ししても、「貧血で死ぬことはないし、普通に生活できているから」なんて思っている人もいるのではないでしょうか？

でも、考えてみてください。1度しかない青春です。1度しかない人生です。せっかくなら、元気に楽しく、しかも自分の能力を最大限に表現してみたいと思いませんか？　みなさんは、本当に多くの可能性を秘めています。

健康生活をしているはずなのに、「どうしても疲れがとれない」という問題だけでなく、集中力低下、食欲不振、力が入らない感覚といった問題もあてはまるという人は、「貧血」を疑って、医療機関で受診してみることも、元気のための大事な作戦といえるのかもしれません。

あとがき

　本書を読み終えたいま、「元気」のためにできそうなことはみつかりましたか？　やってみようと思う作戦はありましたか？
三日坊主でもいいんです。まずは、思いついた作戦、やってみようと思った作戦を実行してみてください。もしも、続けるのが無理そうだったら、別の作戦を試してみてください。それでもダメなら、また別の作戦です。

　ただ、くれぐれも無理は禁物です。だって、元気のために大切な健康生活は毎日のことだからです。そしてそのためには、ちょっとだけがんばればできそうな作戦をみつけることが大切だからです。楽しみながら挑戦することが大切だからです。

　そうこうする間に、きっと自分に合った元気大作戦がみつかるはずです。自分に合った作戦がみつかったら、「鬼に金棒」です。みなさんは、いつでも、どこでも、どんな状況でも、自分を元気にする方法を身につけたことになります。そのような方法は、みなさんをそれぞれの夢や希望の実現に近づけてくれるはずです。

　ところで、私が小学生や中学生のみなさんに向けて、直接、このような本を書いたのははじめてのことでした。そのため、不慣れで読みにくい部分もあったのではないかと思います。ごめんな

さい。

　でも、「子どもたちに読んでもらえる本を書いてみたい」というのは、私の願いでもありました。なぜならば、みなさんが「元気」になるためには、周りのおとなたちがそれを心配していろいろとがんばるだけでは不十分だと思うからです。みなさん自身が自分の元気やからだ、生活の状況を「知って・感じて・考える」ことが必要だと思うからです。

　いかがだったでしょうか？　この本は、みなさん自身が自分の元気やからだ、生活を「知って・感じて・考える」機会になったでしょうか？　もし、そのような機会をみなさんに提供できたのなら「うれしいなぁ」と思います。「よかったなぁ」と思います。

　さらに、この本の原稿に向かうときには、ゆったりとした気分で楽しみながら書くことに努めました。なぜならば、書いている人が楽しくない本は、きっと、読む人にとっても楽しくない本になってしまうと思ったからです。でも、書いている人が楽しみながらつくった本は、それなりにおもしろい本になると思ったからです。

　実際、書いていて、とても楽しかったです。みなさんのことを思い浮かべながら書いていると、原稿に向かいながら自然と笑顔になることもありました。ときには、声を出して笑ったりもしま

した。おかしくて、周りの人たちに書いた原稿を披露したりもしました。

　みなさんは、いかがだったでしょうか？　この本を読みながら、自然と笑顔になってくれていたとしたら「よかったなぁ」と思います。「うれしいなぁ」と思います。だって、「元気」には笑顔も大切だからです。

　最後になりましたが、この本は私一人の力では完成しなかったと思います。前任校・埼玉大学や現任校・日本体育大学の野井研究室や、私が所属している「子どものからだと心・連絡会議」、「全国養護教諭サークル協議会」、「教育科学研究会・身体と教育部会」、「黄ペン会」という研究会には、子どもが大好きで、とても「元気」、とても「優秀」、とても「たのもしい」人たちがたくさんいます。そのような人たちの力も借りてできあがったのが、この本です。とくに、小学生や中学生のみなさんに直接話す講演は、私だけでなく研究室の大学院生さんや学生さんとも一緒に出かけていくことがあります。ですから、大学院生さんや学生さんのアイデアも詰まった一冊というわけです。子どもの「元気」のために、いつも一緒に活動をしてくれている研究同人のみなさんにお礼申し上げます。ありがとうございました。
　また、この本の企画で芽ばえ社の千葉和範さんと最初に盛り上

がったのは2014年10月のことでした。いまから、2年近くも前のことです。つまり、完成の日を迎えるまでに2年近くもかかってしまったということです。にもかかわらず、なかなか筆が進まない私をいつも励まし続けてくれたのが千葉さんでした。千葉さんがいなくては本書はできあがらなかったと思います。本当にありがとうございました。

　さらに、私の自慢のパートナーである妻・友子さんと、やはり自慢の娘たち、長女・和さん、三女・希さん、そして、天国の次女・温さんには、できあがった原稿を何度も何度も読んでもらいました。そして、修正に修正を重ねて完成したのがこの本というわけです。彼女たちの協力がなくても本書はできあがりませんでした。本当に、本当にありがとうございました。

　そして、読んでくれたみなさんにもお礼をいわなければなりません。だって、本をつくっても読んでもらわないことには意味がないからです。その点、いまみなさんは「あとがき」まで読んでくれています。本当に、本当に、本当にありがとうございました。

　本書が、一人でも多くの小学生や中学生の夢や希望を叶える、「はじめの一歩」になることを願って「おっしまい」にしたいと思います。

　最後までお付き合いいただき、ありがとうございました。

2016年4月　著者

95

【著者紹介】

野井真吾 (のい しんご) ／ NOI Shingo, Ph.D.

1968年、東京都生まれ。日本体育大学大学院体育科学研究科博士後期課程修了。博士（体育科学）。東京理科大学 理工学部 専任講師、埼玉大学 教育学部 准教授、日本体育大学 体育学部 准教授を経て現職（日本体育大学 体育学部 教授）。子どものからだと心・連絡会議 議長。教育科学研究会・身体と教育部会 代表。学校保健学、教育生理学、発育発達学、体育学を専門領域として、子どもの "からだ" にこだわった研究を続けている。具体的には、子どものからだ、心、生活が「どこかおかしい」、「ちょっと気になる」という保育・教育現場の先生方、あるいは子育て中のお母さん、お父さんの "実感" をたよりに、子どもの "からだ" にこだわって "事実" を明らかにし、その "実体" を追究する研究活動に努めている。主な著書に、『新版からだの "おかしさ" を科学する』（かもがわ出版）、『子どもの体温と健康の話』（芽ばえ社）、『子どものケガをとことんからだで考える』（旬報社）、『ここが "おかしい"!? 子どものからだ』（芽ばえ社）、『学校で実践！子どものからだ・心づくり』（教育開発研究所）、『子どものからだと心白書』（ブックハウス・エイチディ）、『きらきらキッズに変身』（かもがわ出版）等がある。

自分で考え自分で決めるからだ・食事・睡眠シリーズ
からだの元気大作戦！

2016年 8 月15日　第 1 刷発行
2018年12月 1 日　第 2 刷発行
2024年 7 月 5 日　第 3 刷発行

著者　野井真吾
発行者　安藤 健康
発行所　株式会社 芽ばえ社
〒112-0002　東京都文京区小石川5丁目3-7　西岡ビル2階
電話（03）3830-0083　FAX（03）3830-0084

印刷・製本所　株式会社 光陽メディア

本書内容の無断転載はご遠慮ください。
©Shingo Noi 2016 Printed in Japan
ISBN978-4-89579-385-8 C8077